6
91

LE

RÉGIME DES ALIÉNÉS

ET LA

LIBERTÉ INDIVIDUELLE

DISCOURS

PRONONCÉ A LA RÉUNION ANNUELLE DE L'ORDRE DES AVOCATS
DU 16 MAI 1890

PAR M. ALPHONSE JEAN
AVOCAT A LA COUR D'APPEL DE GRENOBLE

GRENOBLE
IMPRIMERIE ET LITHOGRAPHIE F. ALLIER PÈRE ET FILS
Grande-Rue, 8, cour de Chaulnes
1890

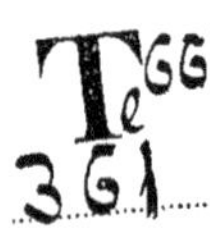

LE

RÉGIME DES ALIÉNÉS

ET LA

LIBERTÉ INDIVIDUELLE

DISCOURS

PRONONCÉ A LA RÉUNION ANNUELLE DE L'ORDRE DES AVOCATS
DU 16 MAI 1890

PAR M. ALPHONSE JEAN

AVOCAT A LA COUR D'APPEL DE GRENOBLE

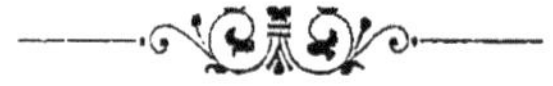

GRENOBLE

IMPRIMERIE ET LITHOGRAPHIE F. ALLIER PÈRE ET FILS
Grande-Rue, 8, cour de Chaulnes

1890

LE RÉGIME DES ALIÉNÉS

ET LA

LIBERTÉ INDIVIDUELLE

MESSIEURS,

Quand la loi de 1838 sur les aliénés eut été votée par les Chambres, on comprit dans l'opinion publique que l'œuvre qui venait d'être élaborée était une œuvre saine et forte, — une œuvre indispensable.

Ce n'était point seulement un progrès sur le passé ; c'était une rupture complète avec lui... — Le fou avait été considéré jusqu'à la fin du siècle dernier comme une créature qui n'avait plus rien d'humain, et dont la divagation sur la voie publique pouvait constituer un danger. On ne le traitait pas : on s'en débarrassait.

« On ne songeait alors, disait M. le Ministre de l'Intérieur dans l'exposé des motifs du premier projet de la loi du 30 juin 1838, — on ne songeait alors qu'aux dangers dont l'insensé furieux pourrait menacer la sûreté publique. On ne s'était point occupé de la protection qui était due au malheur dans la personne de l'aliéné et des conditions nécessaires à son traitement. »

Aucune disposition législative n'avait été prise dans ce sens : l'arbitraire le plus complet était laissé aux officiers publics chargés de la police.

Vers 1790 cependant, un mouvement en faveur des aliénés se produisit dans les esprits, avec les progrès de la médecine et sous l'impulsion des idées philosophiques et philanthropiques. Des savants, tels que Pinel et Daquin, avaient pris en France la défense de l'aliéné, et, comme on l'a fort bien dit : « ils le réhabilitèrent à la dignité d'un malade ».

Mais leurs voix se perdirent dans le tumulte de la révolution et des guerres du premier empire. Aucune réforme ne fut faite.

C'est de leurs théories bienfaisantes, qui trouvèrent depuis des continuateurs autorisés, que s'inspira le législateur de 1838, pour en arriver à se créer de l'aliéné une conception humaine et vraie, et pour lui donner la législation dont il avait besoin.

On pourrait, il me semble, après avoir étudié l'œuvre de 1838, en cherchant à se pénétrer de sa pensée, définir l'aliéné : un homme frappé d'une maladie terrible, mais bien souvent guérissable, qui peut le rendre dangereux pour lui et pour la société.

Après une semblable définition, quatre obligations s'imposent :

Le fou est un homme, ai-je dit, à ce titre il ne doit pas rester indifférent aux autres hommes.

Homo sum : humani nil a me alienum puto.

Les soins les plus assidus doivent lui être donnés, puisqu'il est malade.

Tout doit être mis en œuvre pour amener sa guérison, puisqu'il peut guérir.

Enfin il doit être mis hors d'état de nuire, puisqu'il peut constituer un péril, soit pour lui, soit pour la société.

Tous ces résultats sont obtenus par le législateur de 1838 au moyen d'une institution admirable : l'asile. — Non point l'asile, tel qu'il existait au siècle dernier, avec ses terreurs et ses mystères, — non point la prison sur le frontispice de laquelle on eût pu graver le sinistre avertissement que Dante avait inscrit sur la porte de son enfer : « Vous qui entrez ici, laissez toute espérance au seuil » : — mais l'asile, maison de traitement, réglementée et surveillée, avec les ressources de l'art et de l'hygiène, les soins humains et dévoués, et presque toujours aussi, avec l'espace, le grand air, la vie des champs fortifiante et apaisante.

Avec l'asile, Messieurs, devait naître la grave question de la liberté individuelle. Deux dangers, en effet, étaient à prévoir : il ne fallait pas que, sous prétexte d'aliénation mentale, et dans un but criminel, on pût enfermer dans l'asile un homme sain d'esprit. Il ne fallait pas non plus que, dans un but de spéculation, le malade guéri pût y être retenu. Les précautions les plus minutieuses furent prises par le législateur pour éviter ce double écueil.

A-t-il atteint son but? — Notre législation actuelle, sur les aliénés, sauvegarde-t-elle suffisamment la liberté individuelle?

C'est ce que nous allons voir, en étudiant la loi de 1838, dans ses lignes principales. Nous examinerons ensuite les critiques auxquelles elle peut donner lieu. Nous rechercherons enfin quelles sont les modifications proposées par le nouveau projet de loi voté par le Sénat, en première délibération le 14 décembre 1886, et en deuxième délibération le 11 mars 1887.

Deux sortes d'asiles sont consacrés, par la loi de 1838, au traitement des aliénés : les établissements publics et les établissements privés. Les établissements publics sont placés sous la direction de l'autorité publique, d'où il suit que le gouvernement peut en fixer le régime et le mode d'administration. Les établissements privés sont placés simplement sous la surveillance de l'autorité publique. C'est donc à un droit de police et d'inspection que se borne l'action du Gouvernement.

Au point de vue de leur admission dans les établissements créés pour eux, les aliénés se divisent en deux catégories : les fous dangereux et les fous inoffensifs.

Les premiers, dont l'état de fureur peut troubler

la sécurité ou la morale publiques, sont placés par ordre de l'autorité publique. Ces placements portent le nom de placements d'office.

Les seconds, au contraire, peuvent, sans inconvénients, être laissés au milieu de leurs concitoyens, et, s'ils sont placés dans un asile par leur famille, c'est à seule fin d'y recevoir un traitement. Les placements ainsi opérés portent le nom de placements volontaires.

Les placements d'office sont entourés de peu de formalités. Le législateur n'a pas voulu, par un retard, compromettre la sécurité publique. Un simple ordre du préfet de police, à Paris, et des préfets dans les départements, suffit pour faire enfermer dans un asile un aliéné dangereux.

L'autorité administrative n'est tenue qu'à l'obligation de motiver ses ordres de placement et d'indiquer les circonstances qui les ont rendus nécessaires.

Le préfet statue seul sur la sortie, comme, seul, il statue sur l'entrée.

Les placements volontaires sont soumis à des formalités plus nombreuses, car on ne se trouve plus ici en face d'un fonctionnaire désintéressé, mais en face de parents qui peuvent se laisser entraîner par leur cupidité à commettre un crime. Il fallait tout prévoir, et ces tentatives criminelles et la complicité de ceux-mêmes à qui la loi donnait sa confiance.

Un placement volontaire peut être fait à la requête d'un parent ou d'un ami, sur la présentation d'une demande écrite et signée par lui, pourvu que cette demande soit accompagnée : 1° d'un certificat de médecin constatant l'état mental de la personne à placer, indiquant les particularités de sa maladie et la nécessité de la faire traiter dans un asile ; 2° du passeport ou de toute autre pièce propre à constater l'individualité de la personne à placer.

Disons, en passant, qu'en cas d'urgence, les chefs des établissements publics, — des établissements publics seuls, — peuvent recevoir le malade sans certificat médical.

Une fois le placement effectué, le médecin de l'établissement examine le malade, rédige un certificat qui est envoyé dans les vingt-quatre heures à l'autorité administrative, en même temps qu'un bulletin d'entrée où il est fait mention de toutes les pièces produites.

Si le placement est fait dans un établissement privé, le préfet, dans les trois jours de la réception du bulletin, fait visiter l'aliéné qui y est désigné par un ou plusieurs hommes de l'art. Dans le même délai, et conformément à l'art. 10 de la loi, le préfet avertit le procureur de la République du domicile de la personne placée, et celui de la situation de l'établissement.

Enfin, quinze jours après le placement d'une personne dans un établissement public ou privé, un nouveau certificat du médecin de l'établissement doit faire connaître au préfet l'état de l'aliéné et le retour plus ou moins fréquent de ses actes de démence.

Telles sont, Messieurs, les dispositions prises par

le législateur au moment de l'admission d'un aliéné dans un asile, et immédiatement après cette admission. Le législateur n'a pas voulu multiplier les formalités préliminaires, de crainte de nuire à la mise en traitement. Il n'a pas voulu non plus que le placement pût s'effectuer sans contrôle, de crainte que la liberté individuelle ne fût menacée.

Vous avez remarqué, Messieurs, qu'aussitôt après le placement, des mesures sont prises par la loi pour que le Préfet et le Procureur de la République en soient avisés sans retard. Toutes ces précautions sont destinées à *mettre en éveil,* si je puis m'exprimer ainsi, les personnes chargées de la surveillance des établissements d'aliénés.

Cette surveillance qui, dans l'esprit du législateur de 1838, constituait une des plus fortes garanties de la liberté individuelle, est confiée par l'art. 4 de la loi : 1° au préfet et aux personnes spécialement déléguées par lui ou par le Ministre de l'Intérieur; 2° au président du tribunal; 3° au procureur de la République; 4° au juge de paix; 5° au maire de la commune.

Au Procureur de la République seul est assigné un certain délai maximum dans lequel doivent avoir lieu les visites qu'il est tenu de faire. Il devra visiter les établissements publics au moins une fois par semestre, et les établissements privés au moins une fois par trimestre. — Aucun des autres fonctionnaires mentionnés dans l'art. 4 n'est astreint à un nombre de visites déterminé.

Pour faciliter le contrôle des autorités, il est tenu dans chaque établissement, conformément à l'art. 12 de la loi, un registre spécial, coté et paraphé par le maire, contenant diverses indications relatives à l'état civil des personnes placées, à la date de leur entrée, à la personne qui a requis leur placement et à leur état cérébral. Ce registre est une sorte de tableau permettant d'embrasser d'un coup d'œil l'ensemble des aliénés internés. Les personnes chargées de visiter l'établissement peuvent y trouver toutes les indications utiles à leur mission.

En outre, pour que la surveillance établie par la loi puisse s'exercer d'une façon plus sérieuse, et pour rendre une séquestration plus difficile, l'art. 29 de la loi dispose qu'aucune requête, aucune réclamation adressée, soit à l'autorité judiciaire, soit à l'autorité administrative, ne pourra être retenue ou supprimée par les chefs d'établissements ou leurs préposés, sous les peines portées par l'art. 41.

L'énumération des garanties apportées par la loi de 1838 à la liberté individuelle serait incomplète, si j'oubliais de mentionner la facilité avec laquelle s'opère la sortie d'un établissement d'aliénés, le droit de recours à la justice qui est donné non seulement à tous les amis et parents de l'interné, mais encore à ce dernier lui-même, quand il n'est pas interdit, — et la répression sévère qu'entraîne toute contravention à la loi.

Telle est, à grands traits, Messieurs, la loi de 1838, dans ses rapports avec la liberté individuelle.

Comme je vous le disais en débutant, cette loi fut accueillie, avec la plus grande faveur, par l'opinion publique. M. Tardieu la proclamait en ces termes : « L'une des meilleures, des plus sages, des plus humaines, qui honorent les Codes de notre pays ».

Mais elle devait subir le sort commun à bien des institutions qui, d'abord admirées et couvertes de louanges, deviennent ensuite la proie de critiques plus ou moins justifiées.

Dès 1860, en effet, un revirement se produisit dans l'opinion.

Quelles étaient les causes de ce retour ? Il est bien difficile de l'apprécier, car on ne peut attribuer seulement aux imperfections de la loi la violence des critiques qu'elle a suscitées.

Peut-être, comme on l'a dit, l'opinion publique rendue plus nerveuse par le régime despotique du second empire fut-elle vivement impressionnée par des réclamations bruyantes et peu fondées qui s'élevèrent contre certains placements que l'on qualifiait de séquestrations arbitraires. — Peut-être aussi la loi de 1838 a-t-elle été, en grande partie, victime de cet esprit de critique si fréquent à notre époque et qui cache généralement derrière lui une impuissante prétention à la supériorité.

Un des premiers détracteurs de la loi fut un médecin, le Dr Turck, qui, dans un ouvrage intitulé « l'École aliéniste française », n'avait pas craint de dire que *le véritable bienfaiteur de l'humanité serait celui qui détruirait l'œuvre de Pinel*. Il qualifiait les médecins aliénistes *d'aveugles qui, en plein midi, nient le soleil ;* mais, en même temps, selon les expressions de M. Foville, il faisait savoir, que, seul surtout, *il connaissait le moyen de la guérir à domicile.* — Il ne nous est point difficile de pénétrer aussi le secret du docteur Turck : on nous a trop bien appris, dans ces dernières années, ce qu'est une réclame.

Diverses autres publications plus ou moins sérieuses furent faites. Le branle-bas avait sonné contre la loi. Les critiques devinrent acerbes, violentes, passionnées. On citait à l'appui des faits nombreux de séquestration arbitraire. L'expérience a établi depuis, que la plupart étaient faux ou non démontrés.

Quelques extraits pris dans les journaux de l'époque donnent une idée de la violence avec laquelle la loi fut attaquée :

« Nous lisons, dans le *Journal des villes et des campagnes de 1864,* le passage suivant :

« L'emprisonnement y est élevé à la hauteur « d'une méthode curative, par une école qui, de- « puis Molière, n'a pas avancé d'un pas. »

Dans un numéro du même journal, de la même année :

« C'est l'arbitraire illimité, l'arbitraire sans ri- « vages qui préside aux placements, et puis, il n'y « a plus ni secours, ni plaintes possibles. Les droits « de la liberté individuelle sont à la merci de l'om- « nipotence médicale qui peut, à volonté, les res- « pecter ou les enfreindre. Cela doit s'appeler le

« régime du bon plaisir clandestin ou le despotisme « organisé. »

Dans la *Presse de 1865*, nous lisons :

« Les asiles sont des oubliettes. Sombre et des- « potique, le pouvoir médical y règne sans con- « trôle ; — des bastilles dont le certificat médical « est la lettre de cachet. Des malheureux opprimés « sont enfouis, sains d'esprit, dans ces tombeaux « vivants. »

L'*Avenir National* n'était pas moins dur :

« La loi, disait-il, dans un numéro de 1865, la « loi n'est qu'un traquenard préparé pour le crime « et pour l'arbitraire, les médecins des ignares, les « asiles des prisons. »

On comprend l'émotion qui dut s'emparer du public devant des théories semblables, théories où la Presse puisa des articles à sensation et le roman des situations émouvantes.

Des pétitions nombreuses furent adressées au Sénat de l'empire pour demander la réforme de la loi. Soumises à l'examen d'une commission, elles furent l'objet d'un rapport présenté, le 2 juin 1867, par M. Suin. L'année suivante, le Sénat, tout en maintenant, d'une façon générale les principes établis par le législateur de 1838, indiquait certaines améliorations.

Un décret du 12 février 1869 constitua à Paris une commission mixte extra-parlementaire chargée de rechercher les modifications qui devaient être apportées à la loi. Une circulaire du 20 février invitait les Préfets, les Directeurs et les Médecins des asiles à indiquer les réformes qu'ils croiraient nécessaires. Une commission de la Société de législation comparée devait entreprendre l'étude des législations étrangères relatives aux aliénés.

Les travaux commencés étaient près d'être achevés, lorsque la déclaration de la guerre les interrompit.

Une proposition de revision avait été néanmoins portée devant le corps législatif par Gambetta, le 21 mars 1870. Une autre fut présentée en 1872 à l'Assemblée nationale ; mais ces diverses tentatives demeurèrent infructueuses.

Le Gouvernement présenta à nouveau un projet au Sénat en 1882. Une commission fut nommée pour l'étudier. Après deux années consacrées à des études laborieuses et difficiles, le président de la commission déposa son rapport, à la séance du 20 mai 1884. Après deux délibérations, l'une en 1886, l'autre en 1887, le projet de loi fut adopté par le Sénat.

Messieurs, lorsqu'on examine les nombreuses critiques présentées contre la loi de 1838, on est frappé par ce fait que la plupart de ces critiques s'adressent plutôt aux détails de la loi qu'à sa généralité. On a eu, souvent, le tort d'oublier qu'une loi forme un tout, que ses prescriptions se complètent l'une l'autre, et que critiquer une de ses dispositions sans tenir compte de celles qui suivent ou de celles qui précèdent est une œuvre inutile. C'est de là que provient le peu de valeur de bon nombre de ces critiques qui ne sont pas les moins ardentes.

La loi de 1838 n'est point aussi défectueuse qu'on l'a dit. Élaborée par des hommes éminents, il est hors de doute qu'elle a rendu les services les plus sérieux soit aux aliénés, soit à leurs familles, soit à la société. — Mais elle a, comme les autres lois, le tort d'être perfectible.

En l'examinant impartialement d'ensemble, et en recherchant son point faible, je lui reprocherai une grande lacune et un grand défaut.

La lacune, — c'est d'avoir oublié de protéger les aliénés traités à domicile.

Le défaut, — c'est de n'avoir point institué une surveillance suffisamment efficace sur les asiles.

Aucune des dispositions de la loi de 1838 ne s'occupe des aliénés traités à domicile. Aucune surveillance n'est organisée dans leur intérêt. Et cependant rien ne paraît plus nécessaire ; car, lorsque le législateur a pris des précautions minutieuses pour que la liberté des individus ne fût pas atteinte par le placement volontaire, il prévoyait bien que, très souvent, c'était contre les parents mêmes de la personne placée qu'il fallait la défendre, contre leur haine ou contre leur cupidité. Bien plus dangereux alors seront ces mêmes parents quand la séquestration s'opérera chez eux. Bien plus terrible sera la situation de la personne ainsi séquestrée, que celle de l'aliéné placé dans un asile, sous la protection de la loi et recevant du médecin le traitement dont il a besoin.

« Si on consulte, — dit M. Théophile Roussel dans son rapport, — l'expérience commune, n'est-on pas forcé de reconnaître que les faits de séquestration arbitraire les plus odieux, les plus criminels, sont ceux qui s'accomplissent dans l'intimité même de la famille, par suite de calculs intéressés et de cette altération des sentiments naturels que l'aliénation mentale amène autour d'elle en se prolongeant ? — Nous ne voulons pas insister davantage sur ce point qui fournirait la matière du chapitre le plus triste de l'histoire des aliénés à notre époque, si l'on recherchait les documents humains, humiliants pour elle, qui abondent dans la collection des journaux judiciaires. »

On comprendra l'importance de cette lacune, lorsque j'aurai dit qu'il se trouve ainsi plus de 50,000 aliénés traités dans leurs familles et laissés, par nos lois, sans la moindre protection, et quand j'ajouterai qu'on peut affirmer, d'après l'expérience médicale, que le traitement en famille, s'il est bon pour les crétins, les idiots et les imbéciles, est très mauvais pour les aliénés proprement dits.

Nos législateurs devaient se préoccuper de cette situation. Ils le firent. La question cependant ne laissait pas d'être délicate, car on devait craindre, par une innovation, de se heurter à un sentiment respectable entre tous : le secret des familles. Pénétrer dans l'intérieur familial pour y exercer un contrôle, était une œuvre hardie. Nous verrons comment le projet de 1886-87 a résolu la question.

Le défaut capital que je relève dans la loi de 1838 est, je vous l'ai dit, Messieurs, l'inefficacité de la surveillance organisée par l'art. 4. En effet, les personnes à qui elle est confiée n'ont reçu de la loi aucune mission déterminée, ni aucune responsabilité. Le Procureur de la République, seul, est tenu de faire un nombre de visites obligatoires, et l'on peut dire que la surveillance est exercée exclusivement par lui. Mais le nombre de visites auquel il est astreint est insuffisant et leur durée trop courte. Il lui est impossible, malgré son zèle, de se livrer à un examen sérieux.

Dans les quelques heures qu'il passe tous les trois mois ou tous les six mois à l'asile, il est bien facile à un directeur peu scrupuleux de surprendre sa bonne foi. On pourra ne pas lui présenter toutes les personnes internées dans l'asile, et dérober à sa surveillance précisément celles auxquelles sa protection serait nécessaire. On pourra aussi, substituant un individu à un autre, amener devant lui un aliéné qu'on aura affublé du nom d'un malheureux séquestré. Ces subterfuges criminels sont à redouter, surtout dans les établissements privés où l'intérêt commercial entre parfois odieusement en lutte avec la charité et le dévouement.

Disons-le aussi : quel jugement portera un magistrat qui ne peut se fonder sur l'observation médicale? La dissimulation de l'aliéné le trompera comme la surexcitation du séquestré. Les caractères de la folie sont parfois tellement insidieux qu'ils échapperont à son examen. — On l'a si bien compris, que les magistrats des Parquets sont les premiers à recourir, dans la plupart des cas, aux lumières du médecin aliéniste.

Un contrôle un peu plus efficace était exercé par les inspecteurs généraux des services d'aliénés. Un décret du 25 novembre 1848 avait désigné trois médecins aliénistes pour en remplir les fonctions. Mais, depuis les décrets du 28 avril 1880 et du 31 mars 1883, on peut dire que les inspections générales des aliénés n'existent plus. Elles ont été confondues avec les inspections générales des services administratifs au Ministère de l'Intérieur. Un seul médecin aliéniste figure actuellement dans ces inspections. C'est bien peu, si l'on songe qu'il existe en France 104 établissements publics ou privés.

Le système de surveillance établi par la loi de 1838 sur les asiles, à mon avis, pèche par la base. On a eu le tort de croire que la folie se manifeste à tout instant et, qu'à jour fixe, le Procureur de la République, en se rendant à l'asile, peut, derechef, se prononcer sur l'état mental des internés qui lui sont présentés. C'est une erreur fâcheuse. Un aliéné ne subit pas constamment l'influence de son mal, si bien qu'il peut, aujourd'hui, être très calme et causer raisonnablement, alors que, demain, il sera dans un état extrême d'agitation et de fureur. C'est le cas de dire, avec Montaigne, que pour passer de la sagesse à la folie, il n'y a « *qu'un demi-tour* de cheville ».

Dans ces conditions, il est aisé de comprendre dans quel embarras inextricable peut se trouver le magistrat chargé de la surveillance, et à quelles hésitations il sera en proie dans certains cas.

J'en conclus que, pour être efficace, la surveillance des aliénés doit être une surveillance de tous les jours et de tous les instants, exercée par des hommes compétents qui devront consacrer exclusivement à leur tâche tout leur temps et tous leurs soins, et dont la mission, si l'on veut qu'elle soit bien remplie, ne doit pas être considérée comme un supplément gratuit de fonctions, mais comme une mission difficile et délicate, recevant la juste rémunération qui lui est due.

Comme vous le voyez, Messieurs, les deux reproches graves que je fais à la loi peuvent se résumer en deux mots : d'une part, les aliénés connus et internés sont très incomplètement surveillés ; d'autre part, les aliénés traités à domicile ne le sont pas du tout.

Il nous reste à rechercher de quelle façon le projet de loi de 1886-87 essaie de corriger ce double vice.

Examinons d'abord comment le projet organise la surveillance en faveur des aliénés traités dans les asiles. Nous verrons ensuite comment il résout la question des aliénés traités à domicile.

Les personnes chargées par l'ancienne loi de la surveillance des aliénés la conservent sous la nouvelle, mais avec cette modification que le Préfet sera tenu de visiter les établissements publics et privés de son département, au moins une fois par semestre, et le Procureur de la République, au moins une fois par trimestre. — Le président du tribunal de l'arrondissement, le juge de paix du canton, le maire de la commune pourront, comme par le passé, visiter ces établissements quand ils le jugeront convenable.

En outre, et c'est là la principale réforme introduite dans le projet, dans chaque département, deux listes de présentations seront dressées, l'une par le comité supérieur des aliénés, l'autre par le tribunal civil du chef-lieu. Sur la première, seront choisis par le Ministre de l'Intérieur un ou plusieurs médecins qui seront chargés, chacun dans sa circonscription, de veiller, sous l'autorité du préfet, à l'exécution de la loi, aux placements et aux sorties, à la protection des aliénés. Sur la seconde liste, seront choisies, par le Ministre, une ou plusieurs personnes qui rempliront, chacune dans sa circonscription, les fonctions de curateur à la personne.

Le curateur devra veiller : 1° à ce que les revenus de l'aliéné soient employés à adoucir son sort et à accélérer sa guérison ; 2° à ce que l'aliéné soit rendu à l'exercice de ses droits sitôt que sa situation le permet.

Les curateurs exerceront leurs fonctions de concert avec les médecins. De telle sorte que la surveillance des aliénés sera double : médicale et administrative.

Enfin, le projet rétablit les inspections générales des aliénés et décide que chaque asile sera visité, au moins une fois dans l'année, par un inspecteur général.

Les inspecteurs généraux feront partie d'un comité supérieur des aliénés, qui sera constitué près le Ministère de l'Intérieur et qui est destiné à centraliser le service. — Chaque année, comme en Angleterre, un rapport général sera fait par le ministre, communiqué au conseil supérieur, publié au *Journal officiel* et distribué aux Chambres.

Je dois ajouter que les divers fonctionnaires chargés de la surveillance des aliénés ne rempliront pas d'autres fonctions et recevront des salaires qui leur seront payés ou avancés par l'État.

J'arrive à la question des aliénés traités à domicile. En cette matière, le projet de loi établit un principe nouveau :

Personne ne peut soigner un aliéné dans un domicile privé sans en avoir fait la déclaration, dans le délai d'un mois à partir de la mise en traitement de la personne malade, au Procureur de la République du domicile de cette personne et au Procureur de la République du domicile où elle est soignée. A cette déclaration est joint un certificat de médecin, qui ne pourrait être signé du médecin même qui traite l'aliéné à domicile, ou d'un parent au deuxième degré. Ce rapport ne peut être admis s'il n'a été dressé huit jours avant sa remise.

Tout aliéné ainsi traité est placé sous la surveillance dont j'indiquais le fonctionnement tout à l'heure.

Cependant ce principe admet un tempérament: un aliéné peut être traité dans un domicile privé, sans qu'il soit besoin d'une déclaration, lorsque la personne qui préside à son traitement est le tuteur, préalablement autorisé par le conseil de famille, — le conjoint, — un ascendant ou un descendant, — le frère ou la sœur, — l'oncle ou la tante du malade.

Cette facilité donnée par la loi aux proches parents était exigée par le respect dû à la liberté des familles. Mais, si l'affection de parents rapprochés offre une garantie qui paraît sérieuse et qui, dans tous les cas, doit être indiscutée, il n'en est pas moins vrai que cette affection peut s'altérer, la sollicitude des parents se lasser, et c'est alors que la séquestration est à craindre. Il est possible aussi, il est même fréquent que le traitement en famille soit inefficace et que l'état du malade empire.

Dans ces divers cas, la société reprend ses droits, soit lorsqu'il est nécessaire d'arrêter la famille sur une pente funeste, soit lorsqu'il est nécessaire d'assurer à l'aliéné un traitement plus utile.

C'est ce que le législateur de 1886-87 a compris. Aussi, il décide que si la nécessité de tenir le malade enfermé a duré trois mois, le parent qui préside au traitement est tenu de faire la déclaration prescrite au Procureur de la République, et de fournir un rapport médical que le magistrat du parquet pourra demander à nouveau toutes les fois qu'il le jugera nécessaire.

D'autre part, dans le cas où il serait reconnu que l'aliéné traité en famille par son tuteur ou par ses proches ne reçoit pas un traitement suffisant, le tribunal, à la requête du Procureur de la République, pourra ordonner qu'il sera confié à un autre parent ou même placé dans un asile.

Messieurs, après vous avoir présenté les deux innovations les plus importantes du projet de loi voté par le Sénat, il m'est impossible de passer sous un silence complet une troisième innovation qui se rattache étroitement à mon sujet et qui consiste dans l'intervention préalable de la justice, avant tout placement définitif. C'est une organisation toute nouvelle, dont l'exposé m'entraînerait trop loin. Qu'il me soit permis de dire, cependant, que cette disposition, qui compte, il faut l'avouer, de nombreux partisans, me paraît moins heureuse que les précédentes, et qu'elle aurait, selon moi, pour résultat unique de donner aux tribunaux un surcroît de travail intempestif.

On a considéré qu'une décision judiciaire est nécessaire toutes les fois que la liberté individuelle se trouve menacée. C'est aller peut-être un peu loin et trop assimiler un simple traitement à une détention.

L'intervention de la justice est inutile, puisqu'elle ne sera pas directe et que le médecin sera toujours le seul arbitre. C'est une nécessité que l'on n'a pas voulu reconnaître et qui est inéluctable. Le médecin n'est-il pas tous les jours, sans contrôle préalable, le maître de notre santé, de notre vie, et quelque peu de notre liberté ?

Telles sont, Messieurs, les principales réformes apportées par le projet de loi de 1886-87, au régime des aliénés. Ce ne sont pas les seules ; — mais il n'entre point dans ma pensée de vous exposer toute l'économie de ce projet, qui ne compte pas moins de 69 articles, et qui, abrogeant la loi de 1838, lui emprunte cependant son esprit et bon nombre de ses dispositions.

Peut-être eût-il mieux valu conserver l'ancienne loi, en la complétant?

On ne démolit pas entièrement l'édifice que l'on veut restaurer quand les gros murs sont bons et solides.

Quoi qu'il en soit, le législateur de 1886-87 a apporté dans son œuvre des qualités incontestables, des innovations précieuses et nécessaires. Il serait bon que son œuvre fût reprise et que le régime des aliénés pût profiter de l'expérience acquise, après des travaux longs, pénibles et dévoués.

Le projet n'est pas parfait. Il est trop compliqué, je le reconnais. Mais il comble des lacunes regrettables, corrige des défauts sérieux, et l'œuvre qui arrive à ce résultat mérite de ne pas être abandonnée.

Messieurs, j'ai terminé ma tâche. Je ne l'avais pas entreprise sans une certaine appréhension ; car en un sujet aussi étendu je craignais à la fois d'être trop long et trop incomplet. La confiance ne m'a cependant pas abandonné un seul instant, car je savais avec quelle encourageante bienveillance sont accueillis par vous les modestes efforts d'un confrère.

www.ingramcontent.com/pod-product-compliance
Ingram Content Group UK Ltd.
Pitfield, Milton Keynes, MK11 3LW, UK
UKHW020536230726
13925UKWH00005B/2321

9 782013 462846